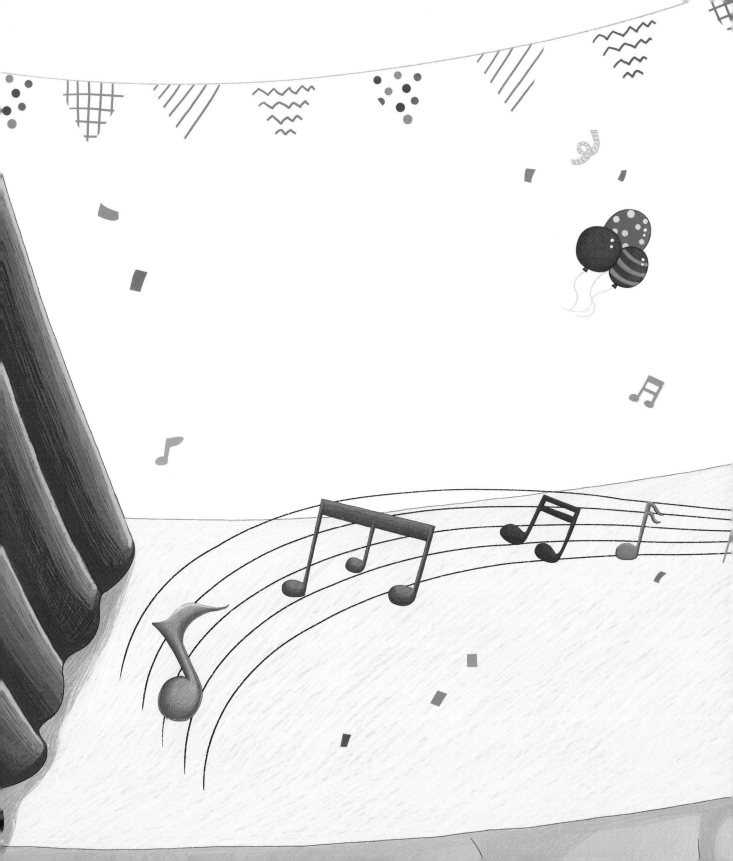

神圣的交接

台保军　蒋楚剑 / 主编　戴　婧 / 著　一超惊人文化 / 绘

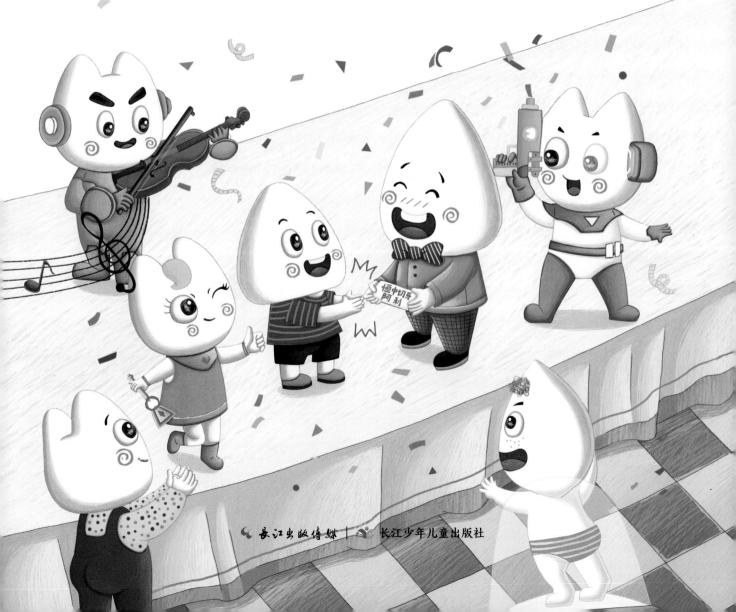

长江出版传媒 ｜ 长江少年儿童出版社

图书在版编目（CIP）数据

神圣的交接 / 台保军，蒋楚剑主编；戴婧著. —
武汉 ：长江少年儿童出版社，2022.6
（牙牙精灵健康科普绘本）
ISBN 978-7-5721-2486-0

Ⅰ. ①神… Ⅱ. ①台…②蒋…③戴… Ⅲ. ①口腔—
保健—儿童读物 Ⅳ. ①R780.1-49

中国版本图书馆CIP数据核字(2022)第051567号

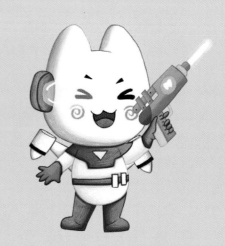

SHENSHENG DE JIAOJIE
神圣的交接

出品人：何龙　**总策划**：何少华　傅篪　**执行策划**：罗曼

责任编辑：罗曼　谢瑞峰　**责任校对**：邓晓素

装帧设计：一超惊人文化

出版发行：长江少年儿童出版社　**业务电话**：027-87679199

督印：邱刚　**印刷**：湖北恒泰印务有限公司

经销：新华书店湖北发行所　**版次**：2022年6月第1版　**印次**：2022年6月第1次印刷

书号：978-7-5721-2486-0

开本：787毫米×1260毫米　1 / 20　**印张**：2　**定价**：35.00元

院 士 寄 语

　　口腔健康是全身健康的重要组成部分，口腔疾病会直接或间接地影响儿童的身心健康。党和政府十分重视儿童的健康，国务院发布的《中国儿童发展纲要（2021—2030年）》特别强调了"儿童与健康"。《牙牙精灵健康科普绘本》的出版恰逢其时。

　　由武汉大学台保军教授带领的科普专家团队，在口腔健康科普领域辛勤耕耘多年，硕果累累，《牙牙精灵战队》动画片就是其重要成果之一。这套历时3年，以动画片内容为基础，精心创作、反复打磨的儿童口腔健康科普绘本，是为中国儿童量身打造的全方位护牙攻略。它以生动有趣的儿童语言，活泼可爱的漫画形象，让家长和孩子在趣味阅读中共同学习儿童口腔保健知识，自觉维护口腔健康。"上医治未病"，这正是作者团队身为一线口腔医生的理想与追求。

張志願

中国工程院院士

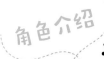

遇到口腔问题，请呼叫牙牙精灵战队

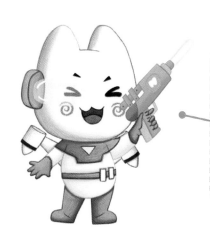

牙牙队长

牙牙精灵战队队长，帅气机智，无论遇到什么口腔问题，他总能带领战队队员成功化解。高压水枪是他的战斗法宝，具有多种模式和功能，既能发射强力波，又能发射激光。

壮牙牙

牙牙精灵战队成员，热爱运动，身强体壮，与细菌作战毫不畏惧，但偶尔有些冒失。他车技一流，能驾驶多种车辆；身怀"强力回旋踢"等独门绝技。

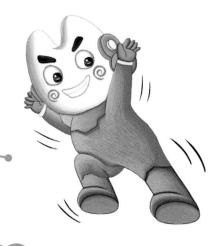

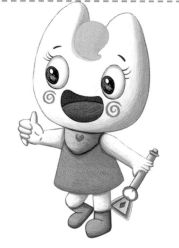

美牙牙

牙牙精灵战队成员，聪明可爱，有一点臭美。美牙棒是她的秘密武器，美牙棒既能散发具有安抚作用的柔光，又能散发具有破坏力的强冷光。

阿诺

乳中切牙工人，在美食加工厂里已经工作了 6 年。最近工作量越来越大，他的身体快要撑不住了。

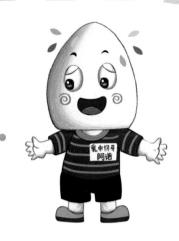

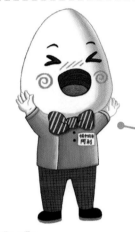

阿利

恒中切牙工人，即将接替阿诺的工作岗位，却被困在了培育室里。

阿欢

一位住在培育室里的恒尖牙工人，观看了阿诺和阿利的交接典礼后，希望能提前上岗，但被牙牙精灵阻止了。

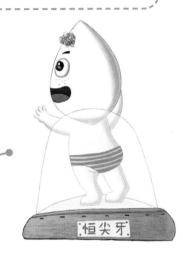

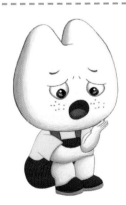

阿贝

六龄牙工人，即将在一个全新的岗位开始工作，因而有些担心和害怕。

美食加工厂里，乳牙工人们正热火朝天地工作着。可一位叫阿诺的乳中切牙工人，累得气喘吁吁，面前的食物堆成了小山包。

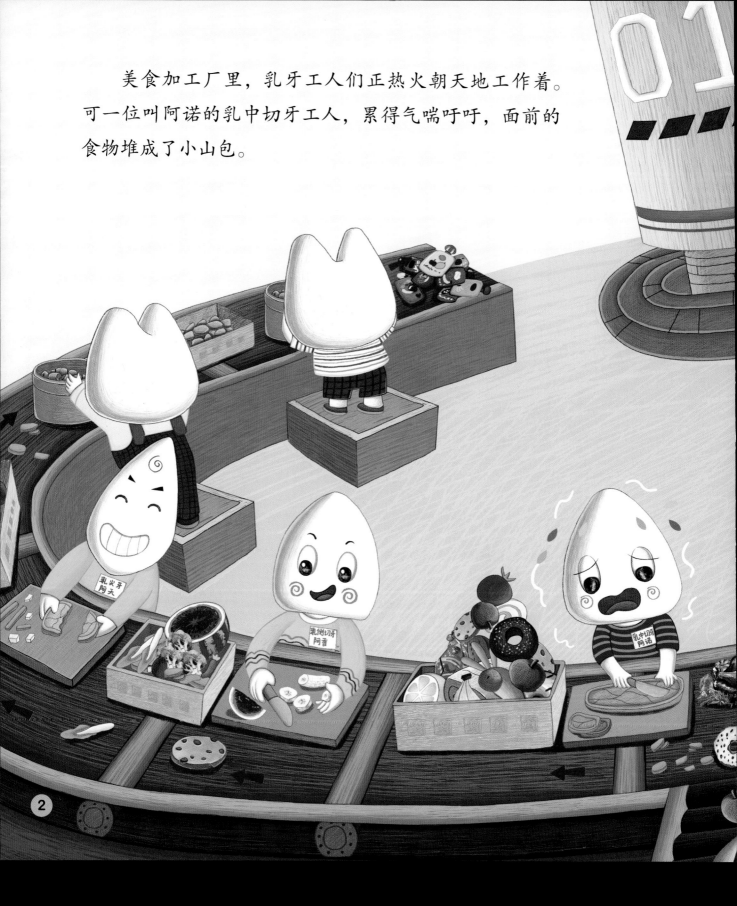

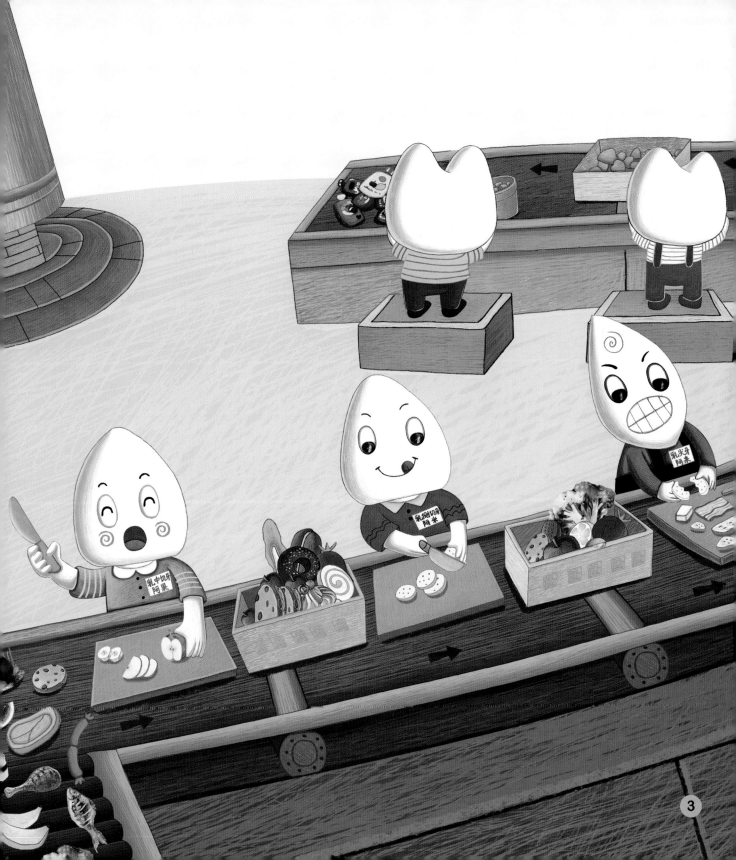

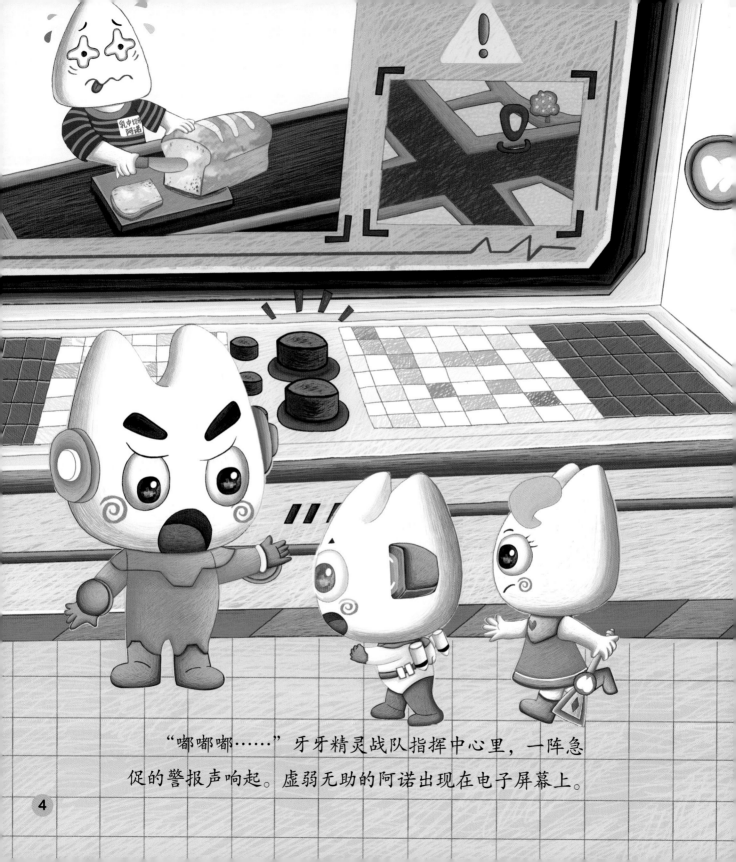

"嘟嘟嘟……"牙牙精灵战队指挥中心里，一阵急促的警报声响起。虚弱无助的阿诺出现在电子屏幕上。

牙牙精灵们十分担心。他们通过监控系统,
锁定美食加工厂的位置后,便乘坐飞船出发了!

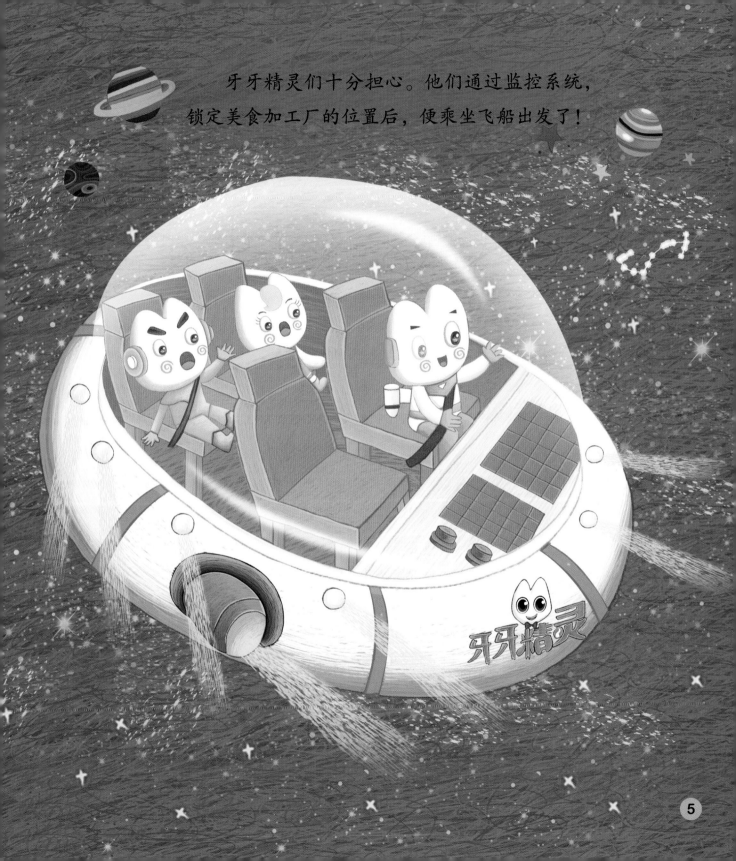

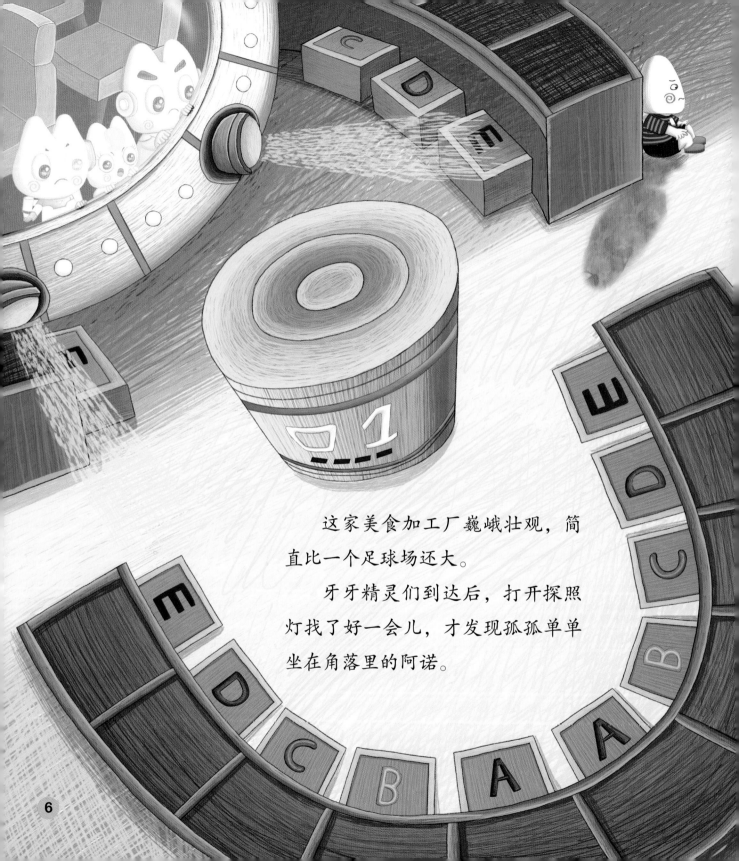

这家美食加工厂巍峨壮观，简直比一个足球场还大。

牙牙精灵们到达后，打开探照灯找了好一会儿，才发现孤孤单单坐在角落里的阿诺。

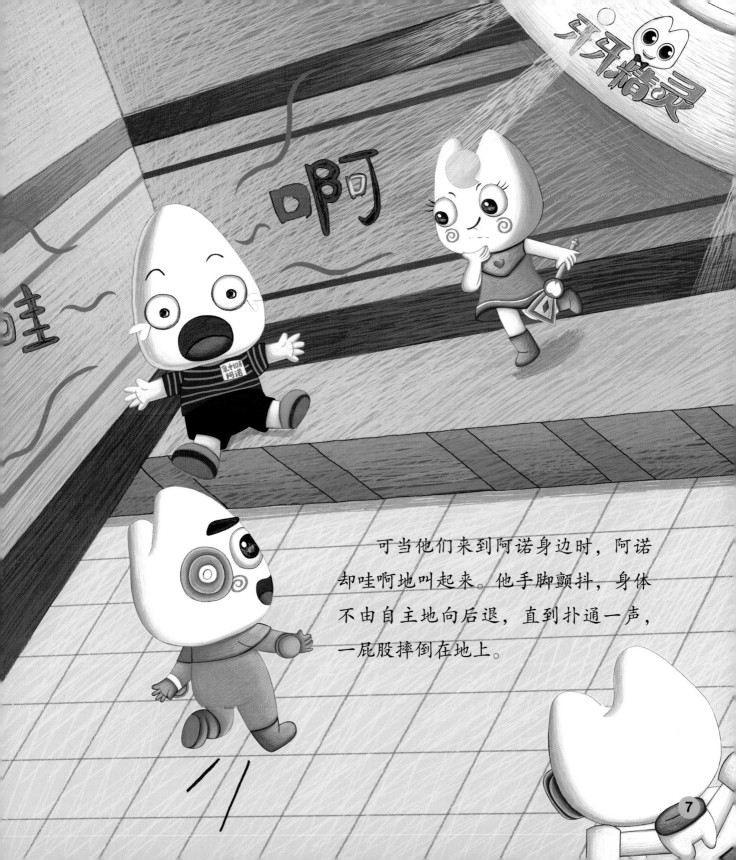

可当他们来到阿诺身边时，阿诺却哇啊地叫起来。他手脚颤抖，身体不由自主地向后退，直到扑通一声，一屁股摔倒在地上。

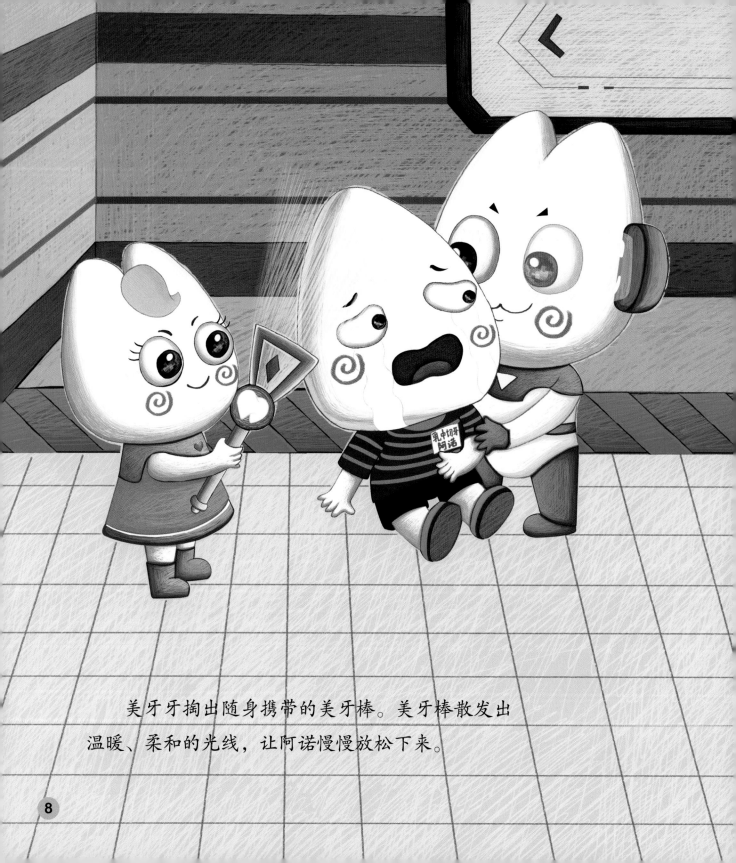

美牙牙掏出随身携带的美牙棒。美牙棒散发出
温暖、柔和的光线，让阿诺慢慢放松下来。

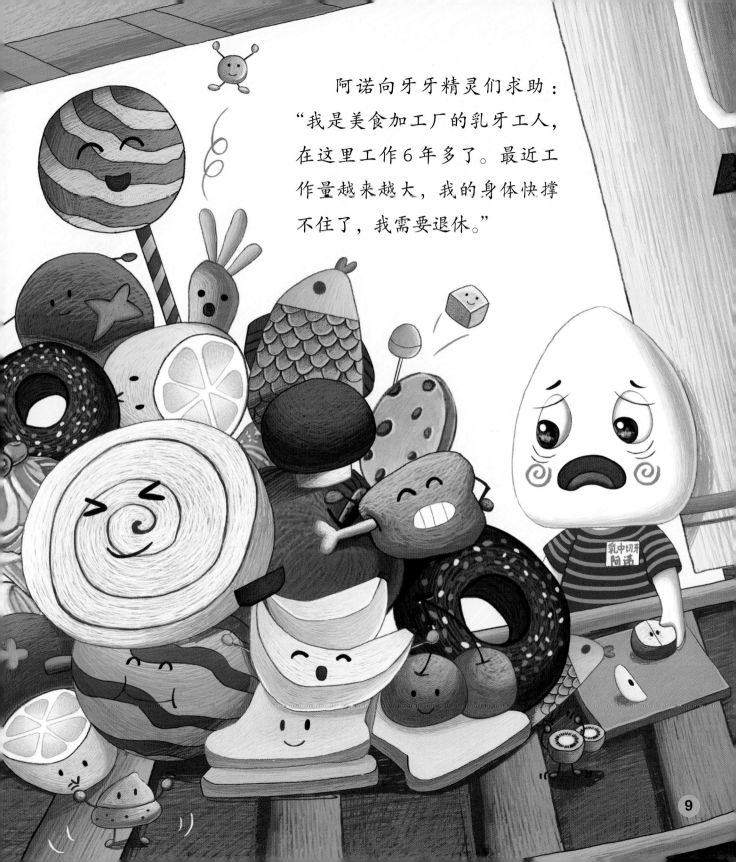

阿诺向牙牙精灵们求助："我是美食加工厂的乳牙工人，在这里工作6年多了。最近工作量越来越大，我的身体快撑不住了，我需要退休。"

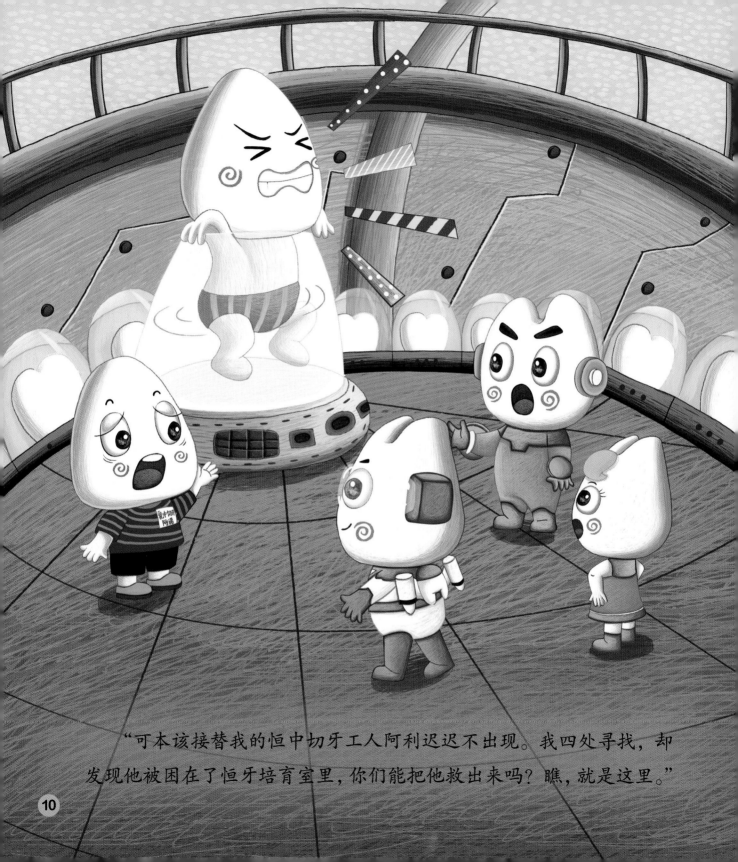

"可本该接替我的恒中切牙工人阿利迟迟不出现。我四处寻找，却发现他被困在了恒牙培育室里，你们能把他救出来吗？瞧，就是这里。"

阿诺话刚说完，性子急的壮牙牙便冲到培育室前："嘿——看我的强力回旋踢！哎哟，好痛！"

阿诺摆摆手说："这样不行的，可别小看了恒牙培育室，结实着呢！"

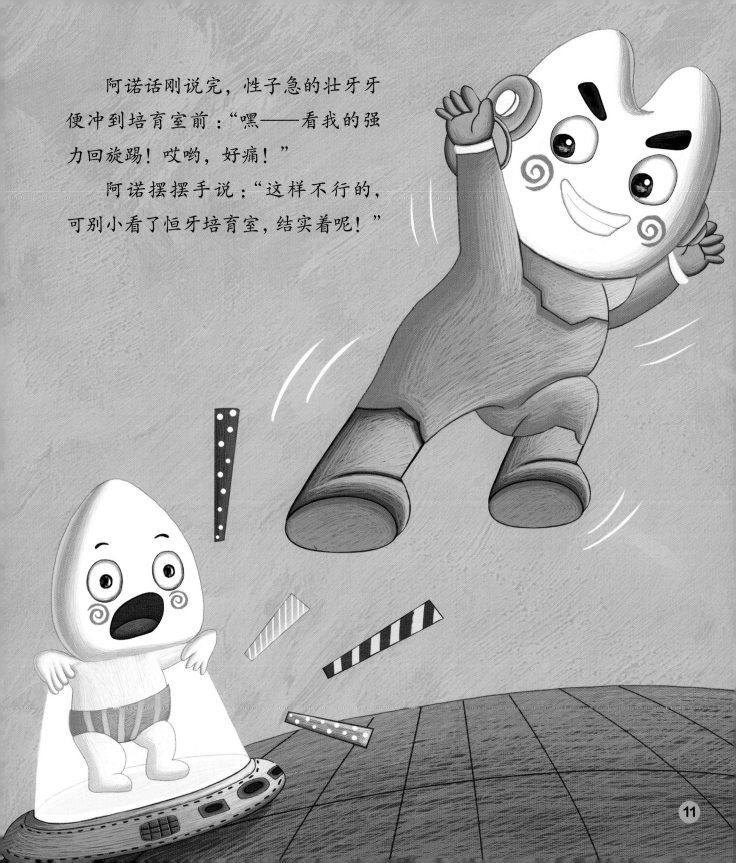

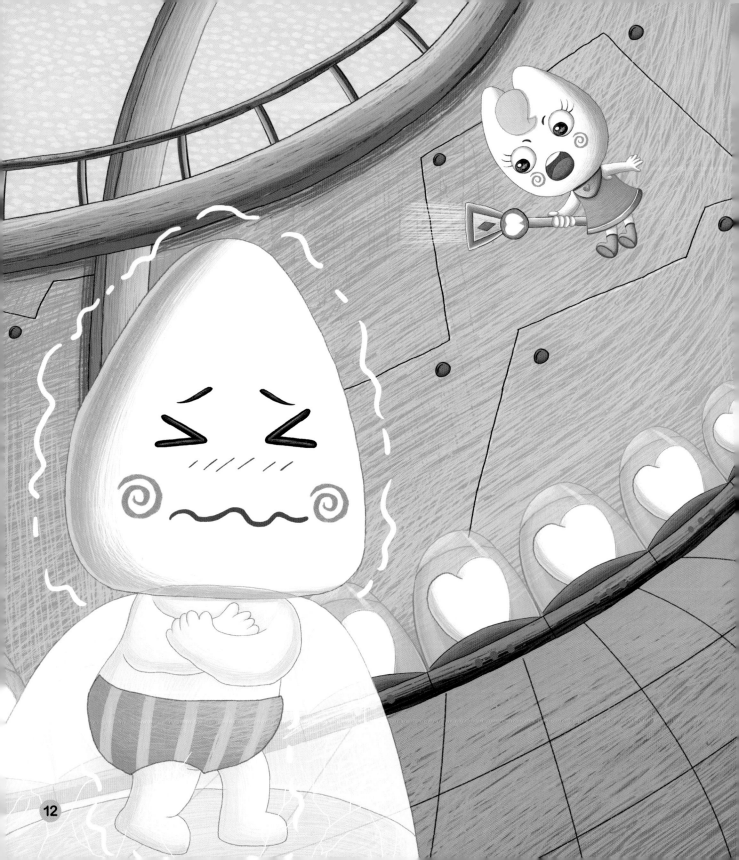

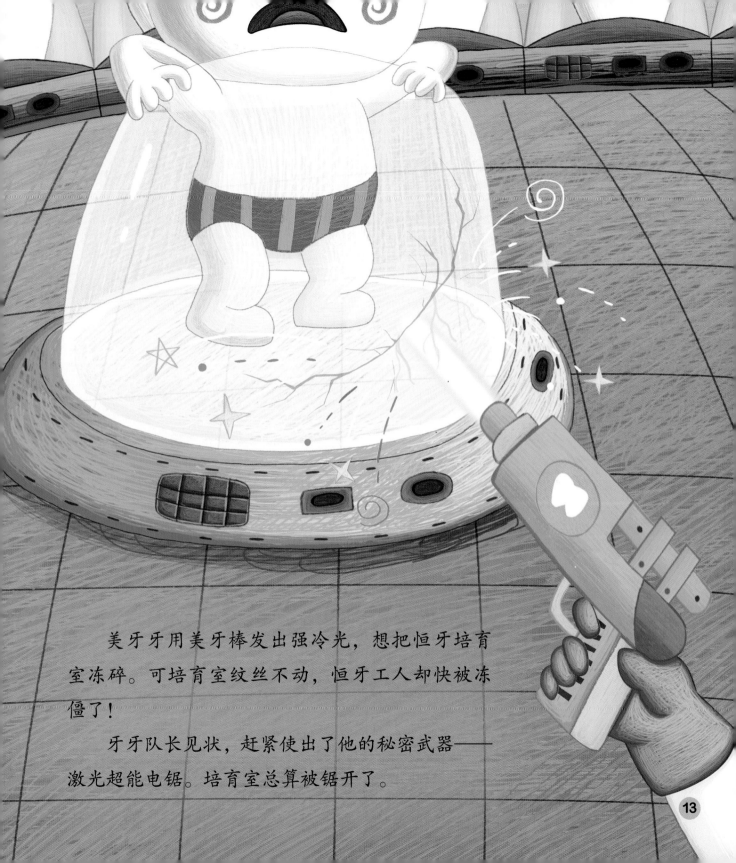

　　美牙牙用美牙棒发出强冷光，想把恒牙培育室冻碎。可培育室纹丝不动，恒牙工人却快被冻僵了！

　　牙牙队长见状，赶紧使出了他的秘密武器——激光超能电锯。培育室总算被锯开了。

看到阿利出来，阿诺高兴得跳了起来。

阿利不好意思地摸摸头说："谢谢你们。别看我个头大，力气还是不够呢！"

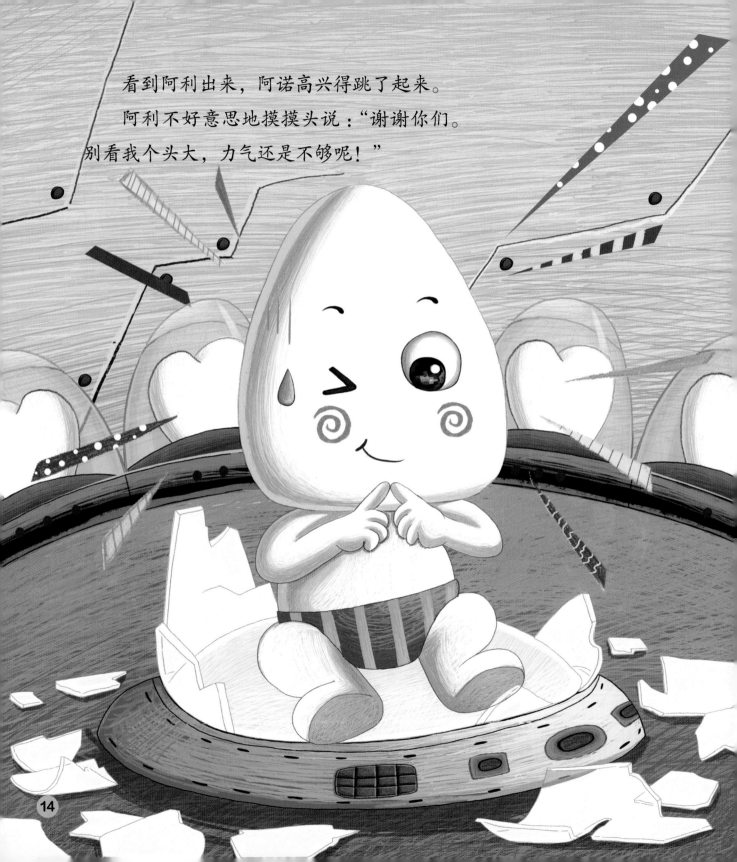

阿诺和阿利热情地邀请牙牙精灵们参加接下来的交接典礼。

吃货壮牙牙一口答应："好呀，典礼上一定有很多吃的。"大家哈哈大笑起来。

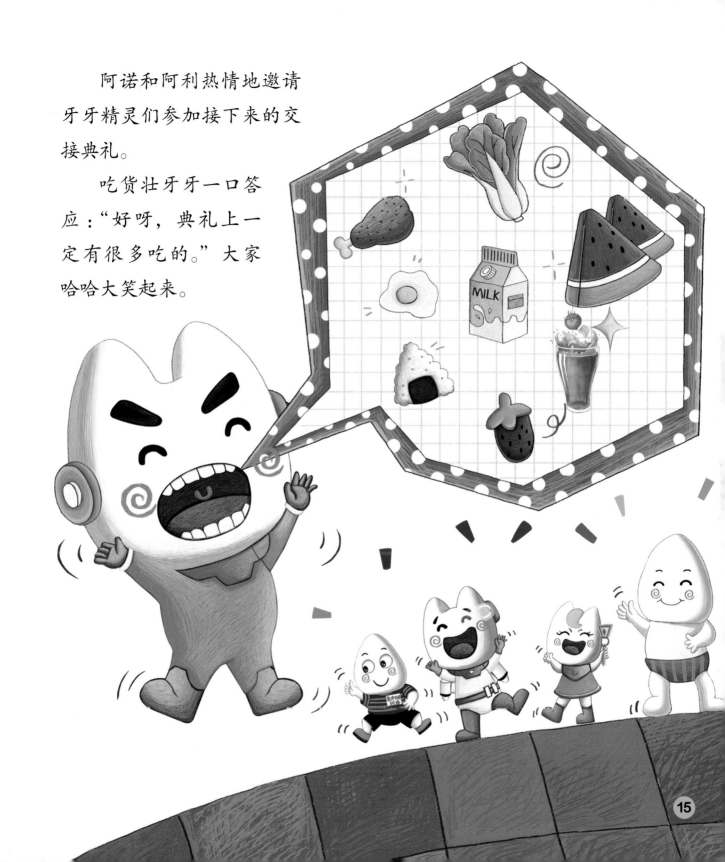

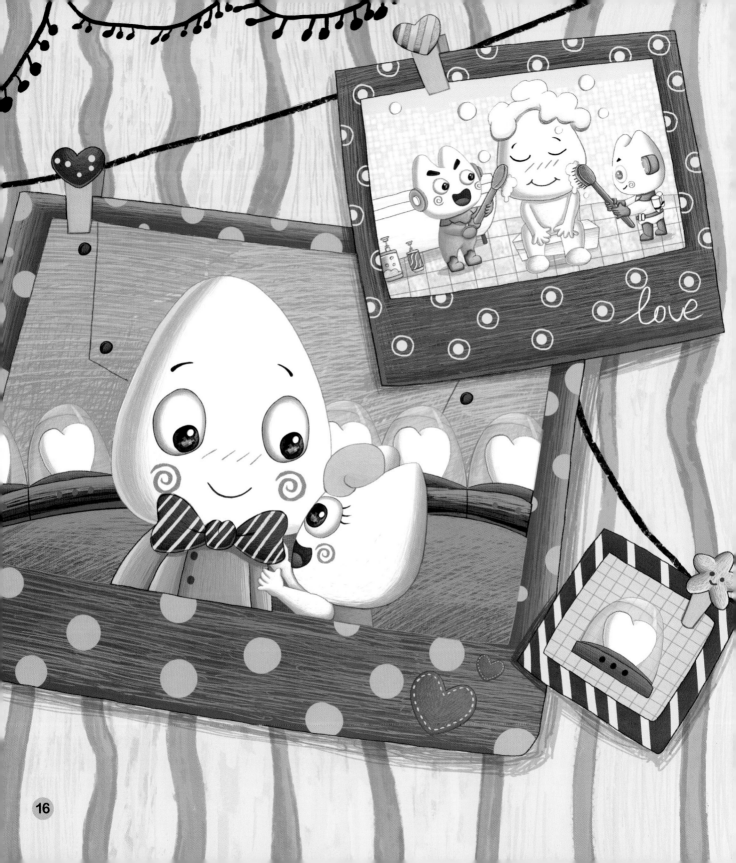

为了让恒牙工人阿利帅气上岗，牙牙队长和壮牙牙帮他洗了个澡，美牙牙为他挑选了一个漂亮的领结。

　　阿诺则手把手教阿利如何将大块的食物切成小块，再传递给其他牙齿工人继续加工。聪明的阿利很快就掌握了切割食物的技能。

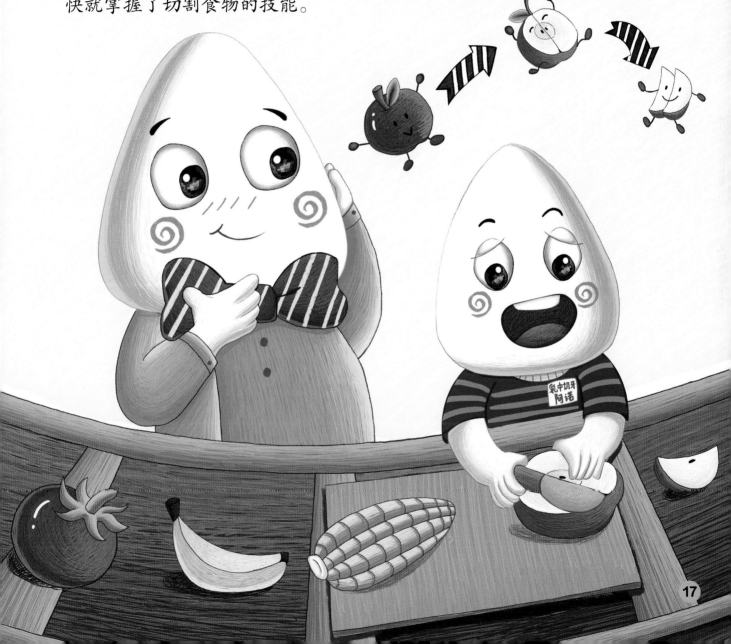

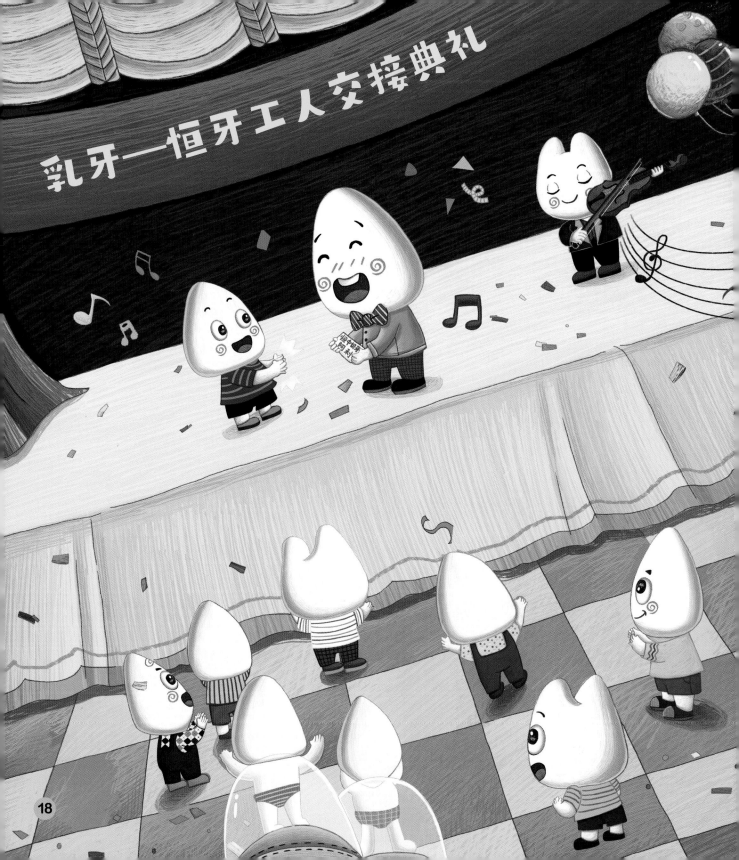

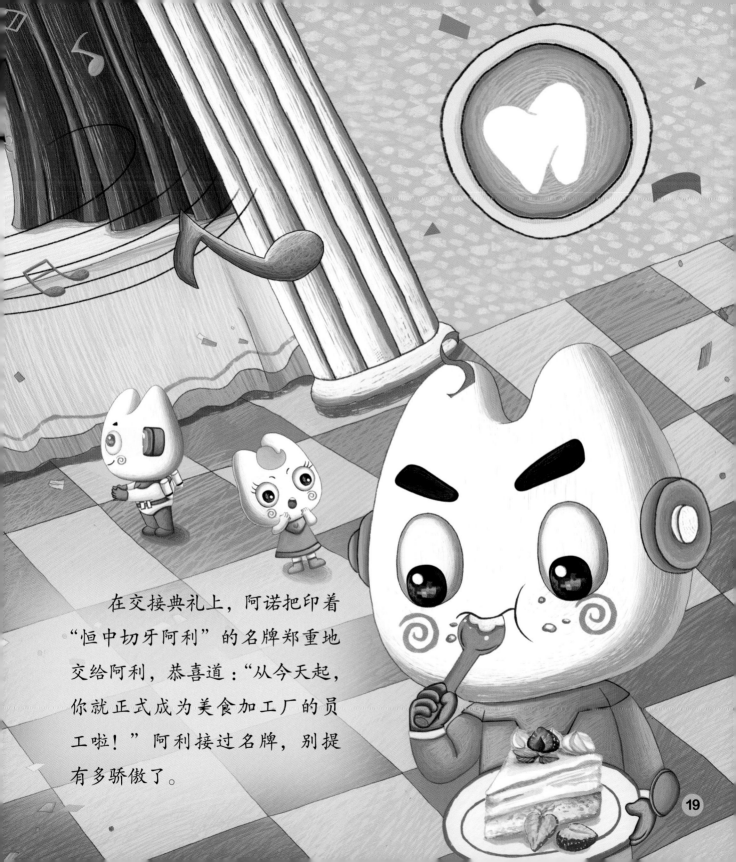

　　在交接典礼上，阿诺把印着
"恒中切牙阿利"的名牌郑重地
交给阿利，恭喜道："从今天起，
你就正式成为美食加工厂的员
工啦！"阿利接过名牌，别提
有多骄傲了。

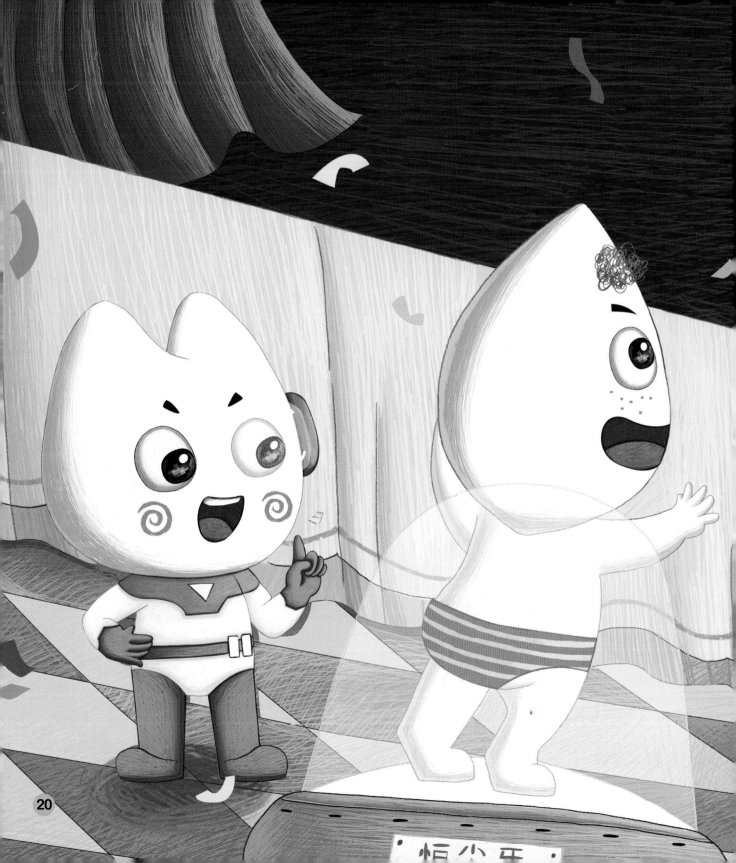

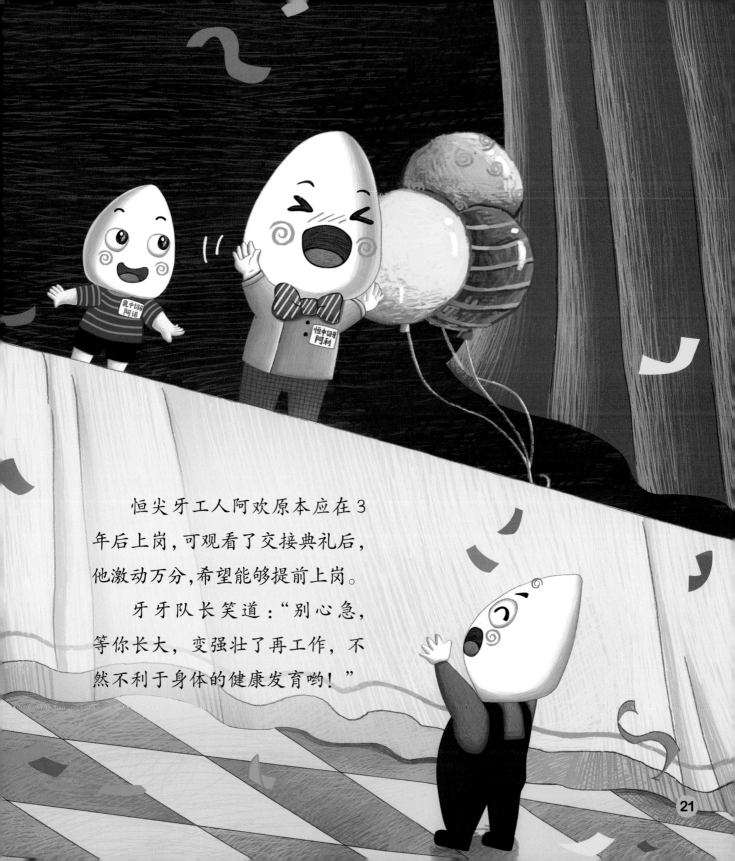

　　恒尖牙工人阿欢原本应在3年后上岗,可观看了交接典礼后,他激动万分,希望能够提前上岗。

　　牙牙队长笑道:"别心急,等你长大,变强壮了再工作,不然不利于身体的健康发育哟!"

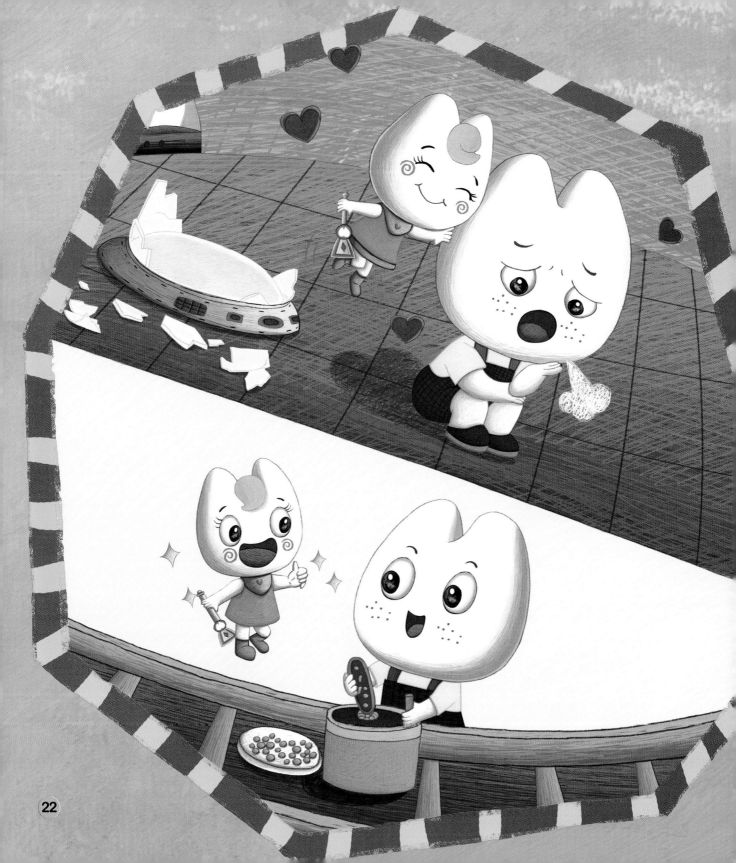

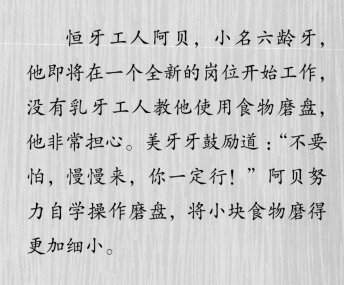

恒牙工人阿贝，小名六龄牙，他即将在一个全新的岗位开始工作，没有乳牙工人教他使用食物磨盘，他非常担心。美牙牙鼓励道："不要怕，慢慢来，你一定行！"阿贝努力自学操作磨盘，将小块食物磨得更加细小。

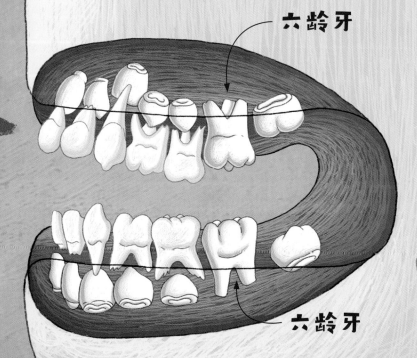

六龄牙

六龄牙

恒牙

乳牙

恒牙工人阿利上岗后，熟练地将大块食物切成小块，他简直太喜欢这份工作了。

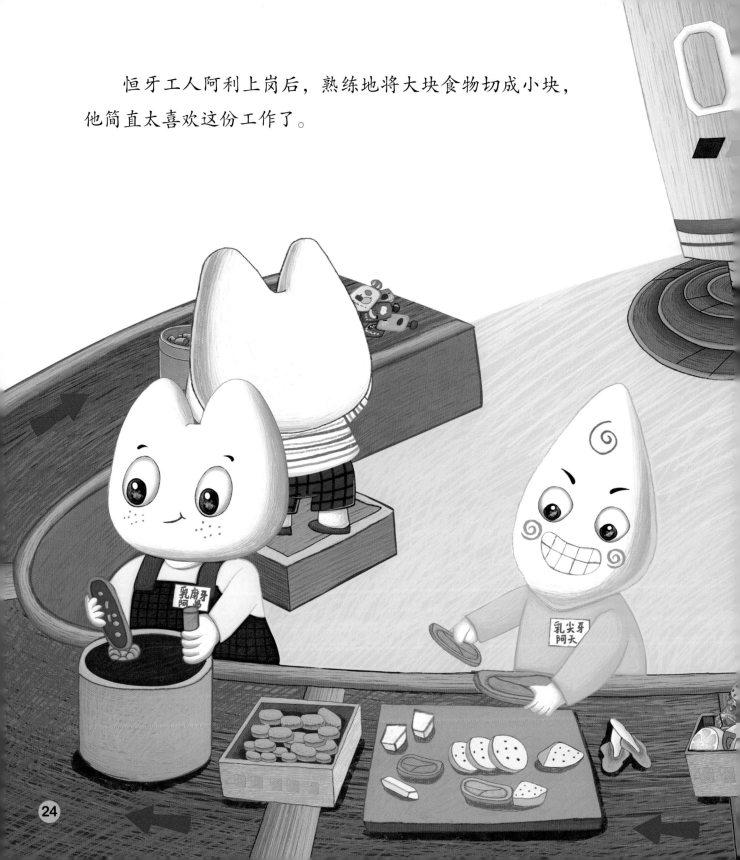

看着美食加工厂恢复正常运转，阿诺也开心地跟大家道别。他要去环游世界啦！

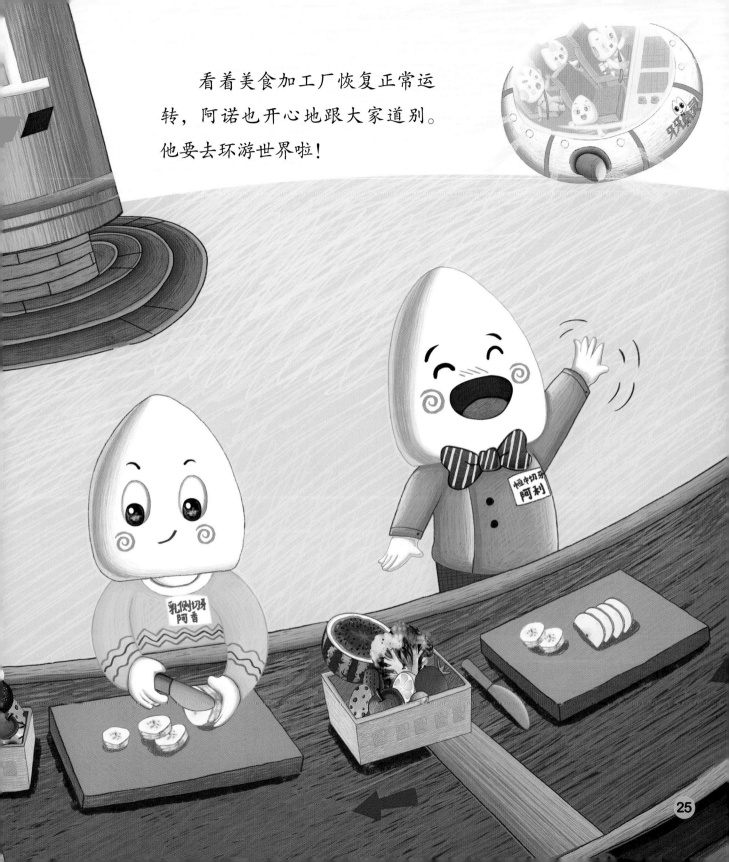

知识加油站：乳牙与恒牙

🦷 乳牙   🦷 恒牙

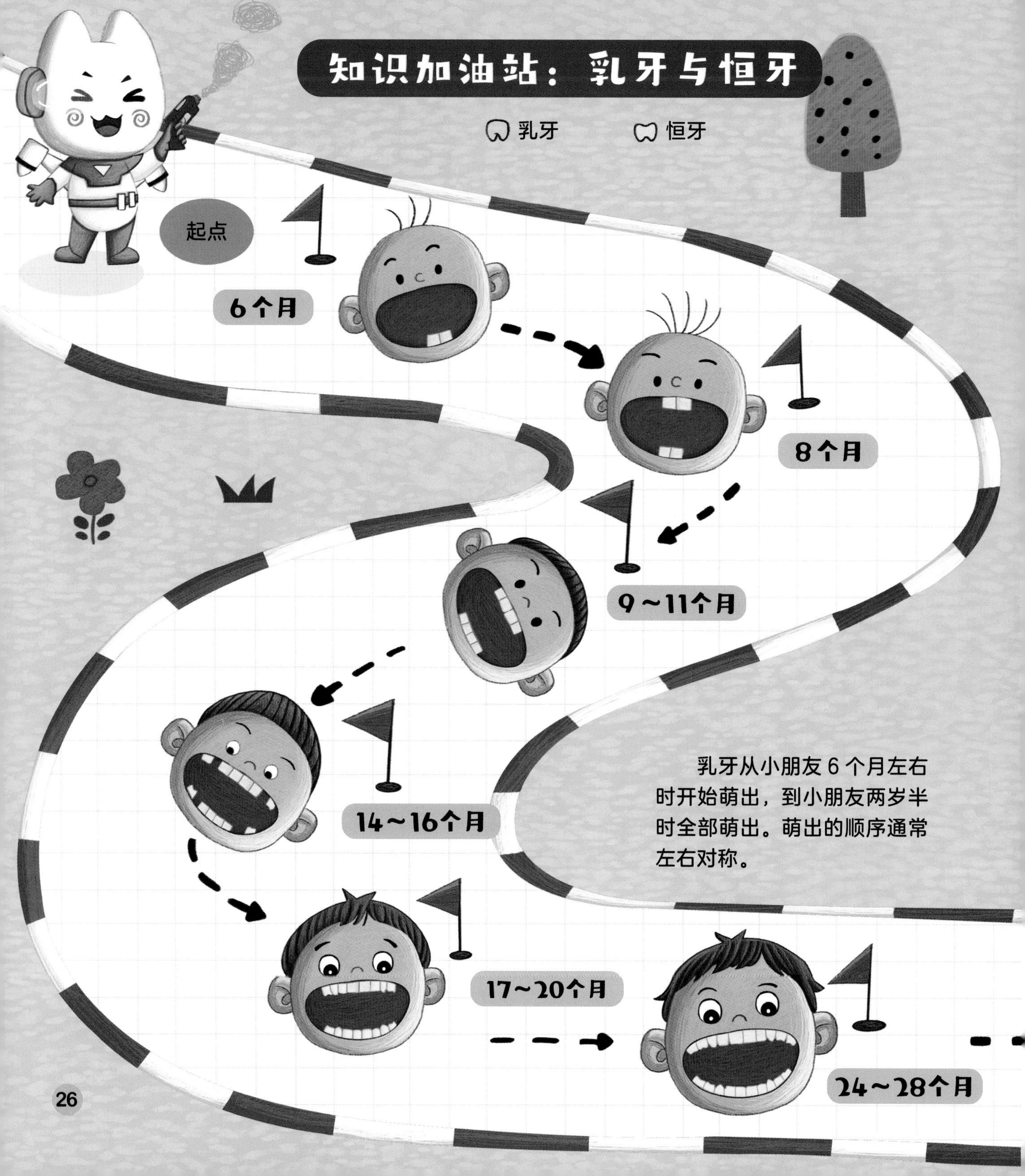

起点

6个月

8个月

9~11个月

14~16个月

乳牙从小朋友6个月左右时开始萌出，到小朋友两岁半时全部萌出。萌出的顺序通常左右对称。

17~20个月

24~28个月

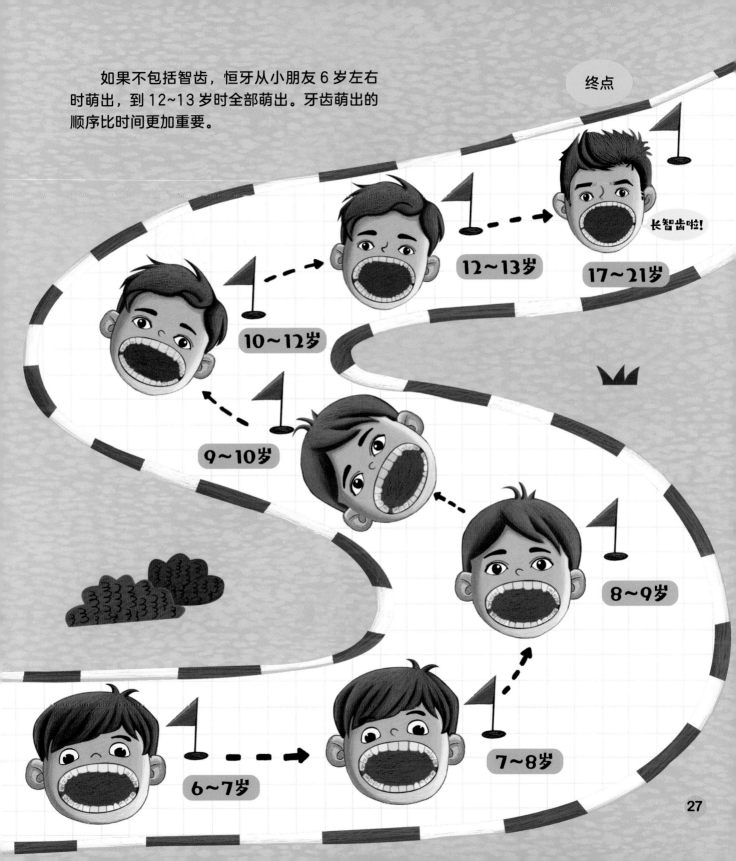

如果不包括智齿，恒牙从小朋友 6 岁左右时萌出，到 12~13 岁时全部萌出。牙齿萌出的顺序比时间更加重要。

终点

长智齿啦!

17~21岁

12~13岁

10~12岁

9~10岁

8~9岁

7~8岁

6~7岁

27

乳牙 20颗

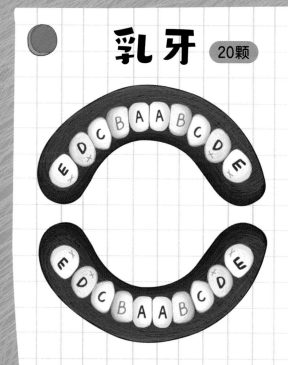

A 乳中切牙

B 乳侧切牙

C 乳尖牙

D 第一乳磨牙

E 第二乳磨牙

人的一生有两副牙齿，个头比较小，数量比较少的是乳牙；个头更大，数量更多的是恒牙。

恒牙 28~32颗

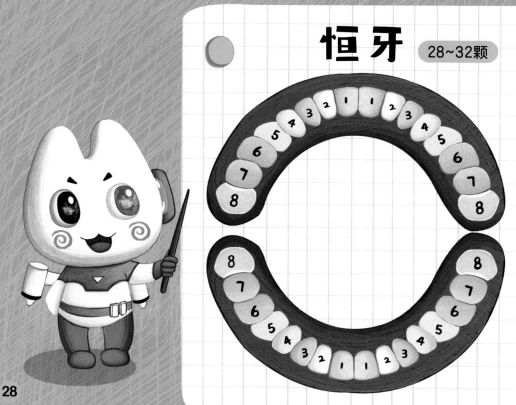

1 中切牙

2 侧切牙

3 尖牙

4 第一前磨牙

5 第二前磨牙

6 第一磨牙（六龄牙）

7 第二磨牙

8 第三磨牙（智齿）

游戏时间

1. 小朋友，请你想一想，退休的乳牙工人阿诺对应的是图中哪颗牙齿呢？
   请连连看。

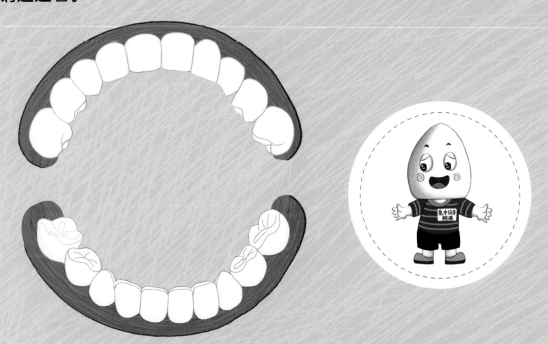

2. 请你观察一下，乳牙和恒牙有什么不一样呢？能找出答案的小朋友，
   恭喜，你现在已经是牙齿小专家啦！

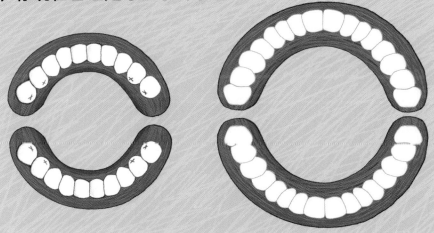

*第2题参考答案：乳牙个头比较小，数量比较少；恒牙个头更大，数量更多。

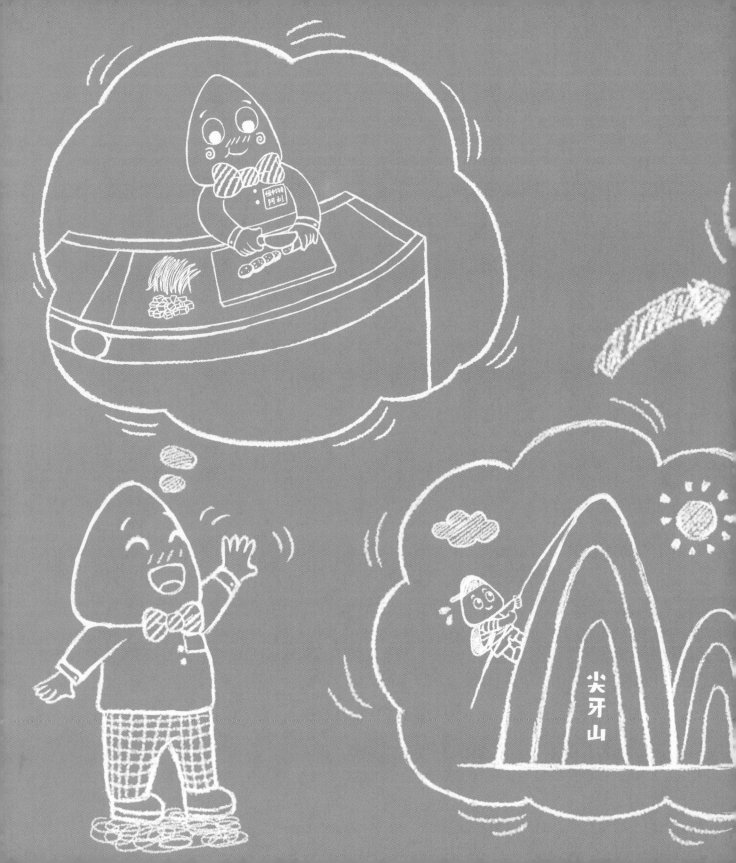